44 Recetas de Jugos Para Cáncer Testicular:

Prevenga y Trate Naturalmente el Cáncer Testicular Sin Recurrir a Tratamientos Médicos o Píldoras

Por

Joe Correa CSN

DERECHOS DE AUTOR

RECONOCIMIENTOS

Este libro está dedicado a mis amigos y familiares que han tenido una leve o grave enfermedad, para que puedan encontrar una solución y hacer los cambios necesarios en su vida.

44 Recetas de Jugos Para Cáncer Testicular:

Prevenga y Trate Naturalmente el Cáncer Testicular Sin Recurrir a Tratamientos Médicos o Píldoras

Por

Joe Correa CSN

CONTENIDOS

ACERCA DEL AUTOR

Luego de años de investigación, honestamente creo en los efectos positivos que una nutrición apropiada puede tener en el cuerpo y la mente. Mi conocimiento y experiencia me han ayudado a vivir más saludablemente a lo largo de los años y los cuales he compartido con familia y amigos. Cuanto más sepa acerca de comer y beber saludable, más pronto querrá cambiar su vida y sus hábitos alimenticios.

La nutrición es una parte clave en el proceso de estar saludable y vivir más, así que empiece ahora. El primer paso es el más importante y el más significativo.

INTRODUCCIÓN

44 Recetas de Jugos Para Cáncer Testicular: Prevenga y Trate Naturalmente el Cáncer Testicular Sin Recurrir a Tratamientos Médicos o Píldoras

Por Joe Correa CSN

El cáncer testicular es el cáncer más común en el sistema reproductivo masculino. Usualmente se lo detecta porque la persona descubre una anormalidad en sus testículos.

La enfermedad empieza con un crecimiento anormal de células en uno o los dos testículos. Comparado con otros cánceres, esta anormalidad es rara. En los Estados Unidos, este tipo de cáncer es más común en hombres entre 15 y 45 años. Afortunadamente, el cáncer testicular puede ser efectivamente tratado, con una tasa de supervivencia de 95%. Como en cualquier otro cáncer, éste es tratado con radiación, quimioterapia y cirugía.

Hay algunos factores de riesgo que incrementan sus posibilidades de desarrollar cáncer testicular. Si cae en cualquiera de estas categorías, debería prestar atención. Los factores de riesgo incluyen:

- **Edad:** El cáncer testicular es más común en hombres entre 15 y 45 años. Esto no significa que los hombres mayores no deberían visitar a un médico si detectan algo sospechoso.

- **Testículo que no desciende:** Esta es una condición en la que uno o ambos testículos no bajan al escroto. Está relacionada con el cáncer testicular y debería tenerlo en mente si cae en esta categoría.

- **Historial Familiar:** Como la mayoría de los cánceres, si tiene un historial familiar de esta enfermedad, será más propenso a desarrollar cáncer testicular.

- **HIV:** Las personas que sufren de HIV tienen un alto riesgo de desarrollar cáncer testicular.

Debo decir que, incluso si no cae en ninguna de estas categorías, no significa que no deba hacer todo lo que pueda para prevenir el cáncer.

Su dieta, estilo de vida y condición de salud general son extremadamente importantes para prevenir el cáncer testicular. Hay ciertos alimentos que han sido probados por ser extremadamente efectivos contra este tipo de cáncer. Estos alimentos incluyen la albahaca, ajo, cebollas, cebollines, bayas de todos los tipos, té verde y negro, manzanas, cúrcuma, comino, brócoli, repollo, brotes de Bruselas, coliflor, frutas cítricas, etc.

Tendiendo esto en mente, he creado este libro de recetas de jugos que le ayudarán a curar a su cuerpo y prevenir el cáncer. En tan solo unos minutos, usted tendrá una bebida nutricional realmente valiosa que impulsará su sistema inmune y le dará a su cuerpo todo lo que necesita para funcionar apropiadamente.

44 RECETAS DE JUGOS PARA CÁNCER TESTICULAR: PREVENGA Y TRATE NATURALMENTE EL CÁNCER TESTICULAR SIN RECURRIR A TRATAMIENTOS MÉDICOS O PÍLDORAS

1.   Jugo de Arándanos y Albahaca

Ingredientes:

1 taza de arándanos

1 taza de albahaca fresca, en trozos

1 taza de frutillas, en rodajas

1 limón entero, sin piel

1 manzana Granny Smith pequeña, sin centro

Preparación:

Poner los arándanos en un colador y lavar bajo agua fría. Colar y dejar a un lado.

Lavar bien la albahaca y romper con las manos. Dejar a un lado.

Lavar las frutillas y remover las hojas. Cortar en rodajas y rellenar un vaso medidor. Reservar el resto.

Pelar el limón y cortarlo por la mitad. Dejar a un lado.

Lavar la manzana y cortarla por la mitad. Remover el centro y trozar. Dejar a un lado.

Combinar los arándanos, albahaca, frutillas, limón y manzana en una juguera, y pulsar. Transferir a un vaso y añadir algunos cubos de hielo.

Servir inmediatamente.

Información nutricional por porción: Kcal: 193, Proteínas: 4.3g, Carbohidratos: 60.1g, Grasas: 1.6g

2. Jugo de Tomate y Verdes de Mostaza

Ingredientes:

1 tomate Roma mediano, en trozos

1 taza de verdes de mostaza, en trozos

1 taza de espinaca fresca, en trozos

1 zanahoria grande, en rodajas

1 cucharadita de romero fresco, picado

Preparación:

Lavar el tomate y ponerlo en un tazón. Trozar y reservar el jugo. Dejar a un lado.

Lavar los verdes de mostaza y espinaca bajo agua fría. Colar y romper con las manos. Dejar a un lado.

Lavar y pelar la zanahoria. Cortar en rodajas finas y dejar a un lado.

Combinar el tomate, verdes de mostaza, espinaca, zanahoria y romero en una juguera, y pulsar. Transferir a un vaso y añadir el jugo de tomate. Refrigerar 15 minutos antes de servir.

Información nutricional por porción: Kcal: 74, Proteínas: 9.4g, Carbohidratos: 21.9g, Grasas: 1.5g

3.   Jugo de Berro y Apio

Ingredientes:

2 tazas de berro fresco, en trozos

2 tallos de apio grandes, en trozos

1 taza de pepino, en rodajas

1 lima entera, sin piel

¼ cucharadita de cúrcuma, molida

1 onza de agua

Preparación:

Poner el berro en un colador grande. Lavar bajo agua fría. Romper con las manos y dejar a un lado.

Lavar los tallos de apio y trozar. Dejar a un lado.

Lavar el pepino y cortarlo en rodajas finas. Rellenar un vaso medidor y reservar el resto.

Pelar la lima y cortarla por la mitad. Dejar a un lado.

Combinar el berro, apio, pepino y lima en una juguera. Pulsar, transferir a un vaso, y añadir la cúrcuma y agua.

Refrigerar 10 minutos antes de servir.

Información nutricional por porción: Kcal: 35, Proteínas: 2.9g, Carbohidratos: 10.3g, Grasas: 0.4g

4. Jugo de Naranja y Zanahoria

Ingredientes:

1 naranja grande, sin piel

1 zanahoria pequeña, en rodajas

1 banana pequeña, en rodajas

2 ciruelas enteras, en trozos

Preparación:

Pelar la naranja y dividirla en gajos. Cortar cada gajo por la mitad y dejar a un lado.

Lavar y pelar la zanahoria. Cortar en rodajas finas y dejar a un lado.

Pelar la banana y trozarla. Dejar a un lado.

Lavar las ciruelas y cortarlas por la mitad. Remover los carozos y trozar. Dejar a un lado.

Combinar la naranja, zanahoria, banana y ciruelas en una juguera, y pulsar. Transferir a un vaso y añadir hielo antes de servir.

Información nutricional por porción: Kcal: 214, Proteínas: 4.2g, Carbohidratos: 64.5g, Grasas: 1.1g

5. Jugo de Pomelo y Remolacha

Ingredientes:

1 pomelo entero, sin piel

1 remolacha entera, en trozos

1 calabacín pequeño, en trozos

1 taza de albahaca fresca, en trozos

1 cucharada de miel líquida

Preparación:

Pelar el pomelo y dividirlo en gajos. Cortar cada gajo por la mitad y dejar a un lado.

Lavar y recortar la remolacha. Pelar y trozar. Dejar a un lado.

Pelar el calabacín y trozar. Dejar a un lado.

Lavar la albahaca bajo agua fría. Colar y trozar. Dejar a un lado.

Combinar el pomelo, remolacha, calabacín y albahaca en una juguera, y pulsar. Transferir a un vaso y añadir la miel.

Agregar hielo picado antes de servir.

Información nutricional por porción: Kcal: 192, Proteínas: 5.4g, Carbohidratos: 38.4g, Grasas: 1.1g

6.   Jugo de Brócoli y Col Rizada

Ingredientes:

2 tazas de brócoli, en trozos

2 tazas de col rizada, en trozos

2 varas de espárragos medianas, recortadas

1 taza de menta fresca, en trozos

1 limón entero, sin piel

1 nudo de jengibre pequeño, sin piel

Preparación:

Recortar las hojas externas del brócoli. Lavarlo y trozar. Dejar a un lado.

Lavar la col rizada bajo agua fría. Colar y romper con las manos. Dejar a un lado.

Lavar los espárragos y recortar las puntas. Trozar y dejar a un lado.

Lavar la menta y trozarla. Puede remojarla en agua por 5 minutos, pero es opcional. Dejar a un lado.

Pelar el nudo de jengibre y dejar a un lado.

Pelar el limón y cortarlo por la mitad. Dejar a un lado.

Combinar el brócoli, col rizada, espárragos, menta, jengibre y limón en una juguera. Pulsar, transferir a un vaso y refrigerar 15 minutos antes de servir.

Información nutricional por porción: Kcal: 118, Proteínas: 13.3g, Carbohidratos: 35.3g, Grasas: 2.4g

7.   Jugo de Arándanos Agrios y Kiwi

Ingredientes:

1 taza de arándanos agrios, en trozos

1 kiwi entero, sin piel

1 manzana Granny Smith pequeña, sin centro

1 naranja pequeña, sin piel

¼ cucharadita de canela, molida

Preparación:

Lavar los arándanos agrios y ponerlos en un tazón. Trozar y dejar a un lado.

Pelar el kiwi y trozarlo. Dejar a un lado.

Lavar la manzana y cortarla por la mitad. Remover el centro y trozar. Dejar a un lado.

Pelar la naranja y dividirla en gajos. Cortar cada gajo por la mitad y dejar a un lado.

Combinar los arándanos agrios, kiwi, manzana y naranja en una juguera. Pulsar.

Transferir a un vaso y añadir la canela. Agregar hielo picado y servir inmediatamente.

Información nutricional por porción: Kcal: 183, Proteínas: 3.1g, Carbohidratos: 58.5g, Grasas: 0.9g

8. Jugo de Sandía y Guayaba

Ingredientes:

1 taza de sandía, en trozos

1 guayaba entera, en trozos

1 taza de semillas de granada

1 taza de pepino, en rodajas

1 cucharada de miel líquida

Preparación:

Cortar la sandía por la mitad. Para una taza, necesitará un gajo grande. Pelarlo y trozarlo. Remover las semillas y dejar a un lado. Reservar el resto para otros jugos.

Pelar la guayaba y trozarla. Dejar a un lado.

Cortar la granada y bajar hacia cada membrana blanca. Remover las semillas a un vaso medidor y dejar a un lado.

Lavar el pepino y cortarlo en rodajas finas. Rellenar el vaso medidor y reservar el resto en la nevera. Dejar a un lado.

Combinar la sandía, guayaba, granada y pepino en una juguera, y pulsar. Transferir a un vaso y añadir la miel.

Agregar hielo y servir inmediatamente.

Información nutricional por porción: Kcal: 134, Proteínas: 4.1g, Carbohidratos: 37.5g, Grasas: 1.8g

9. Jugo de Cereza y Mango

Ingredientes:

1 taza de cerezas orgánicas, sin carozo

1 taza de mango, en trozos

1 taza de espinaca fresca, en trozos

1 taza de verdes de mostaza, en trozos

Preparación:

Lavar las cerezas y remover las ramas. Cortarlas por la mitad y remover los carozos. Rellenar un vaso medidor y reservar el resto.

Pelar el mango y trozarlo. Rellenar el vaso medidor y reservar el resto.

Combinar la espinaca y verdes de mostaza en un colador grande. Lavar bajo agua fría. Colar y trozar. Dejar a un lado.

Combinar las cerezas, mango, espinaca y verdes de mostaza en una juguera, y pulsar. Transferir a un vaso y refrigerar 10 minutos antes de servir.

Información nutricional por porción: Kcal: 209, Proteínas: 10.6g, Carbohidratos: 59.6g, Grasas: 2.1g

10.   Jugo de Calabacín y Limón

Ingredientes:

1 calabacín pequeño, en trozos

1 limón entero, sin piel

1 zanahoria mediana, en rodajas

1 taza de uvas verdes

1 cucharada de miel líquida

Preparación:

Lavar el calabacín y trozarlo. Dejar a un lado.

Pelar el limón y cortarlo por la mitad. Dejar a un lado.

Lavar la zanahoria y pelarla. Cortar en rodajas finas y dejar a un lado.

Lavar las uvas y rellenar un vaso medidor. Dejar a un lado.

Combinar el calabacín, limón, zanahoria y uvas en una juguera, y pulsar. Transferir a un vaso y añadir la miel.

Refrigerar 15 minutos antes de servir.

Información nutricional por porción: Kcal: 163, Proteínas: 3.2g, Carbohidratos: 37.7g, Grasas: 1.1g

11. Jugo de Alcachofa y Albahaca

Ingredientes:

1 alcachofa mediana, en trozos

1 taza de albahaca fresca, en trozos

1 taza de batatas, en cubos

1 manzana verde pequeña, sin centro

Preparación:

Recortar las capas externas de la alcachofa. Lavar y trozar. Dejar a un lado.

Lavar la albahaca bajo agua fría. Colar y trozar. Dejar a un lado.

Pelar las batatas y cortar en cubos pequeños. Rellenar un vaso medidor y reservar el resto. Dejar a un lado.

Lavar la manzana y cortarla por la mitad. Remover el centro y trozar. Dejar a un lado.

Combinar la alcachofa, albahaca, batatas y manzana en una juguera. Pulsar y transferir a un vaso.

Añadir la cúrcuma y servir inmediatamente.

Información nutricional por porción: Kcal: 202, Proteínas: 7.6g, Carbohidratos: 60.4g, Grasas: 0.7g

12.   Jugo de Pimiento y Brócoli

Ingredientes:

1 pimiento rojo grande, en trozos

1 taza de brócoli, en trozos

1 taza de Brotes de Bruselas, por la mitad

1 taza de Lechuga romana, rallada

1 taza de Acelga, en trozos

Preparación:

Lavar el pimiento y cortarlo por la mitad. Remover las semillas y trozar. Dejar a un lado.

Lavar el brócoli y remover las hojas externas. Trozar y rellenar el vaso medidor. Reservar el resto. Dejar a un lado.

Lavar los brotes de Bruselas y recortar las capas marchitas. Cortarlos por la mitad y dejar a un lado.

Combinar la lechuga y acelga en un colador. Lavar bajo agua fría, romper con las manos y dejar a un lado.

Combinar el pimiento, brócoli, brotes de Bruselas, lechuga y acelga en una juguera, y pulsar. Transferir a un vaso y refrigerar 10-15 minutos antes de servir.

Puede añadir cúrcuma para más sabor. Sin embargo, es opcional.

Información nutricional por porción: Kcal: 92, Proteínas: 8.4g, Carbohidratos: 26.7g, Grasas: 1.3g

13. Jugo de Coliflor y Palta

Ingredientes:

5 floretes de coliflor, en trozos

1 taza de palta, en cubos

1 lima entera, sin piel

1 puerro entero, en trozos

Preparación:

Lavar los floretes de coliflor y trozar. Dejar a un lado.

Pelar la palta y cortarla por la mitad. Remover el carozo y cortar en cubos pequeños. Rellenar un vaso medidor y reservar el resto en la nevera. Dejar a un lado.

Pelar la lima y cortarla por la mitad. Dejar a un lado.

Lavar el puerro y trozar. Dejar a un lado.

Combinar el coliflor, palta, lima y puerro en una juguera, y pulsar. Transferir a un vaso y refrigerar 10 minutos antes de servir.

Información nutricional por porción: Kcal: 268, Proteínas: 5.7g, Carbohidratos: 32.4g, Grasas: 22.5g

14.   Jugo de Col Rizada y Pepino

Ingredientes:

2 tazas de col rizada fresca, en trozos

1 taza de pepino, en rodajas

1 pimiento verde mediano, en trozos

1 taza de berro, en trozos

1 taza de perejil fresco, en trozos

1 onza de agua

Preparación:

Lavar la col bajo agua fría. Trozar y dejar a un lado.

Lavar el pepino y cortarlo en rodajas finas. Rellenar un vaso medidor y reservar el resto. Dejar a un lado.

Lavar el pimiento y cortarlo por la mitad. Remover las semillas y trozar. Dejar a un lado.

Combinar el berro y perejil en un colador. Lavar bajo agua fría y romper con las manos. Dejar a un lado.

Combinar la col rizada, pepino, pimiento, berro y perejil en una juguera, y pulsar. Transferir a un vaso y añadir el agua. Agregar hielo antes de servir.

Información nutricional por porción: Kcal: 86, Proteínas: 9.6g, Carbohidratos: 23.4g, Grasas: 2g

15.   Jugo de Frutilla y Limón

Ingredientes:

10 frutillas grandes, en trozos

1 limón entero, sin piel

1 taza de frambuesas

1 manzana verde pequeña, sin centro

¼ cucharadita de canela, molida

Preparación:

Lavar las frutillas y remover las hojas. Trozar y dejar a un lado.

Pelar el limón y cortarlo por la mitad. Dejar a un lado.

Lavar las frambuesas usando un colador. Colar y dejar a un lado.

Lavar la manzana y cortarla por la mitad. Remover el centro y trozar. Dejar a un lado.

Combinar las frutillas, limón, frambuesas y manzana en una juguera, y pulsar. Transferir a un vaso y añadir la canela.

Agregar hielo y servir inmediatamente.

Información nutricional por porción: Kcal: 151, Proteínas: 3.9g, Carbohidratos: 53.5g, Grasas: 3.9g

16.   Jugo de Moras y Remolacha

Ingredientes:

1 taza de moras frescas

1 taza de remolachas, recortadas

1 lima entera, sin piel

1 naranja mediana, sin piel

Preparación:

Lavar las moras bajo agua fría. Colar y dejar a un lado.

Lavar las remolachas y recortar las partes verdes. Pelar y cortar en rodajas finas. Rellenar el vaso medidor y reservar el resto. Reservar las partes verdes.

Pelar la lima y cortarla por la mitad. Dejar a un lado.

Pelar la naranja y dividirla en gajos. Cortar cada gajo por la mitad y dejar a un lado.

Combinar las moras, remolachas, lima y naranja en una juguera, y pulsar. Transferir a un vaso y añadir hielo picado.

Información nutricional por porción: Kcal: 135, Proteínas: 5.6g, Carbohidratos: 45.9g, Grasas: 1.1g

17.   Jugo de Calabaza y Repollo

Ingredientes:

1 taza de zapallo calabaza, en trozos

1 taza de repollo morado, en trozos

1 zanahoria grande, en rodajas

1 taza de hojas de albahaca fresca, en trozos

1 onza de agua

Preparación:

Pelar la calabaza y cortarla por la mitad. Remover las semillas y cortar un gajo grande. Trozar y rellenar un vaso medidor. Envolver el resto y reservar en la nevera.

Lavar el repollo y trozar. Rellenar un vaso medidor y dejar a un lado.

Lavar y pelar la zanahoria. Cortar en rodajas finas y dejar a un lado.

Lavar las hojas de albahaca bajo agua fría. Trozar y dejar a un lado.

Combinar la calabaza, repollo, zanahoria y albahaca en una juguera, y pulsar. Transferir a un vaso y añadir el agua. Puede agregar una pizca de sal o pimienta roja si lo desea.

Servir inmediatamente.

Información nutricional por porción: Kcal: 98, Proteínas: 4.1g, Carbohidratos: 30.5g, Grasas: 0.6g

18.   Jugo de Tomate y Perejil

Ingredientes:

1 taza de tomates cherry, por la mitad

1 taza de perejil fresco, en trozos

1 taza de pepino, en rodajas

1 pimiento rojo grande, en trozos

1 rodaja de cebolla

¼ cucharadita de sal

Preparación:

Lavar los tomates cherry y remover las hojas. Cortar cada tomate por la mitad y dejar a un lado.

Lavar el perejil y romper con las manos. Dejar a un lado.

Lavar el pepino y cortarlo en rodajas finas. Rellenar un vaso medidor y reservar el resto. Dejar a un lado.

Lavar el pimiento y cortarlo por la mitad. Remover las semillas y trozar. Dejar a un lado.

Remojar la rodaja de cebolla en agua con sal por 5 minutos para reducir la amargura.

Combinar los tomates, perejil, pepino, pimiento y cebolla en una juguera, y pulsar. Transferir a un vaso y añadir la sal.

Información nutricional por porción: Kcal: 73, Proteínas: 4.6g, Carbohidratos: 20.2g, Grasas: 1.2g

19.   Jugo de Damasco y Cereza

Ingredientes:

2 damascos enteros, sin carozo

1 taza de cerezas, sin carozo

1 limón entero, sin piel

1 taza de menta fresca, en trozos

1 manzana roja pequeña, sin centro

Preparación:

Lavar los damascos y cortarlos por la mitad. Remover los carozos y trozar. Dejar a un lado.

Lavar las cerezas usando un colador. Cortarlas por la mitad y remover los carozos. Dejar a un lado.

Pelar el limón y cortarlo por la mitad. Dejar a un lado.

Lavar la menta y colar. Trozar y dejar a un lado.

Lavar la manzana y cortarla por la mitad. Remover el centro y trozar. Dejar a un lado.

Combinar los damascos, cerezas, limón, menta y manzana en una juguera, y pulsar. Transferir a un vaso y añadir algunos cubos de hielo antes de servir.

Información nutricional por porción: Kcal: 195, Proteínas: 4.5g, Carbohidratos: 59.1g, Grasas: 1.1g

20.   Jugo de Batata y Manzana

Ingredientes:

1 taza de batatas, en cubos

1 manzana Granny Smith pequeña, sin centro

1 taza de verdes de remolacha, en trozos

1 taza de verdes de mostaza, en trozos

1 pimiento amarillo grande, en trozos

Preparación:

Pelar la batata y cortar en cubos pequeños. Rellenar un vaso medidor y reservar el resto.

Lavar la manzana y cortarla por la mitad. Remover el centro y trozar. Dejar a un lado.

Combinar los verdes de remolacha y verdes de mostaza en un colador. Lavar bajo agua fría y colar. Trozar y dejar a un lado.

Lavar el pimiento y cortarlo por la mitad. Remover las semillas y trozar. Dejar a un lado.

Combinar las batatas, manzana, verdes de remolacha, verdes de mostaza y pimiento en una juguera, y pulsar. Transferir a un vaso y servir inmediatamente.

Información nutricional por porción: Kcal: 219, Proteínas: 7.1g, Carbohidratos: 62.4g, Grasas: 1.1g

21.   Jugo de Arándanos y Guayaba

Ingredientes:

1 taza de arándanos

1 guayaba entera, en trozos

1 naranja grande, sin piel

1 taza de menta fresca, en trozos

1 nudo de jengibre pequeño

1 onza de agua de coco

Preparación:

Lavar los arándanos usando un colador. Dejar a un lado.

Pelar la guayaba y trozar. Dejar a un lado.

Pelar la naranja y dividirla en gajos. Cortar cada gajo por la mitad y dejar a un lado.

Lavar la menta y colar. Dejar a un lado.

Combinar los arándanos, guayaba, naranja, menta y jengibre en una juguera, y pulsar. Transferir a un vaso y añadir el agua de coco.

Información nutricional por porción: Kcal: 178, Proteínas: 5.3g, Carbohidratos: 55.7g, Grasas: 1.5g

22.   Jugo de Palta y Mango

Ingredientes:

1 taza de palta, en cubos

1 taza de mango, en trozos

1 zanahoria mediana, en rodajas

1 taza de pepino, en rodajas

1 lima entera, sin piel

Preparación:

Pelar la palta y cortarla por la mitad. Remover el carozo y trozar. Rellenar el vaso medidor y reservar el resto. Dejar a un lado.

Pelar el mango y trozar. Rellenar un vaso medidor y reservar el resto en la nevera. Dejar a un lado.

Lavar y pelar la zanahoria. Cortar en rodajas finas y dejar a un lado.

Lavar el pepino y cortarlo en rodajas finas. Rellenar un vaso medidor y reservar el resto.

Pelar la lima y cortarla por la mitad. Dejar a un lado.

Combinar la palta, mango, zanahoria, pepino y lima en una juguera, y pulsar.

Transferir a un vaso y servir inmediatamente.

Información nutricional por porción: Kcal: 324, Proteínas: 5.4g, Carbohidratos: 48.9g, Grasas: 22.8g

23. Jugo de Ananá y Apio

Ingredientes:

1 taza de ananá, en trozos

1 tallo de apio grande, en trozos

1 kiwi entero, sin piel

1 durazno pequeño, en trozos

1 onza de agua de coco

Preparación:

Cortar la parte superior del ananá y pelarlo. Trozar y rellenar un vaso medidor. Reservar el resto en la nevera.

Lavar el apio y trozar. Dejar a un lado.

Pelar el kiwi y cortarlo por la mitad. Dejar a un lado.

Lavar el durazno y cortarlo por la mitad. Remover el carozo y trozar. Dejar a un lado.

Combinar el ananá, apio, kiwi y durazno en una juguera, y pulsar. Transferir a un vaso y añadir el agua de coco.

Agregar hielo picado y servir inmediatamente.

Información nutricional por porción: Kcal: 156, Proteínas: 3.3g, Carbohidratos: 46.1g, Grasas: 0.9g

24.   Jugo de Manzana y Canela

Ingredientes:

1 manzana Granny Smith mediana, sin centro

¼ cucharadita de canela, molida

1 taza de pepino, en rodajas

1 taza de menta fresca, en trozos

1 onza de agua

Preparación:

Lavar la manzana y cortarla por la mitad. Remover el centro y trozar. Dejar a un lado.

Lavar el pepino y cortarlo en rodajas finas. Rellenar un vaso medidor y reservar el resto. Dejar a un lado.

Lavar la menta bajo agua fría. Colar y trozar. Dejar a un lado.

Combinar la manzana, pepino, menta y canela en una juguera. Pulsar, transferir a un vaso y añadir el agua.

Agregar hielo y servir.

Información nutricional por porción: Kcal: 95, Proteínas: 2.1g, Carbohidratos: 28.4g, Grasas: 0.6g

25.   Jugo de Mango y Cantalupo

Ingredientes:

1 taza de mango, en trozos

1 gajo mediano de cantalupo

2 cerezas enteras, sin carozo

2 frutillas medianas, en trozos

1 onza de agua de coco

Preparación:

Pelar el mango y trozar. Rellenar un vaso medidor y reservar el resto en la nevera. Dejar a un lado.

Cortar el cantalupo por la mitad. Remover las semillas y cortar un gajo. Pelarlo y trozar. Reservar el resto en la nevera.

Lavar las cerezas y cortarlas por la mitad. Remover los carozos y dejar a un lado.

Lavar las frutillas y remover las hojas. Trozar y dejar a un lado.

Combinar el mango, cantalupo, cerezas y frutillas en una juguera, y pulsar. Transferir a un vaso y añadir el agua de coco.

Agregar algunos cubos de hielo y servir inmediatamente.

Información nutricional por porción: Kcal: 124, Proteínas: 2.3g, Carbohidratos: 34.8g, Grasas: 0.8g

26. Jugo de Limón y Pomelo

Ingredientes:

1 limón entero, sin piel

1 pomelo entero, en gajos

1 naranja sangre mediana, sin piel

1 banana mediana, en trozos

¼ cucharadita de jengibre, molido

Preparación:

Pelar el limón y cortarlo por la mitad. Dejar a un lado.

Pelar el pomelo y naranja. Dividir en gajos y cortar cada gajo por la mitad. Dejar a un lado.

Pelar la banana y trozar. Dejar a un lado.

Combinar el limón, pomelo, naranja y banana en una juguera. Pulsar, transferir a un vaso y añadir el jengibre.

Refrigerar 10 minutos antes de servir.

Información nutricional por porción: Kcal: 241, Proteínas: 5.1g, Carbohidratos: 73.9g, Grasas: 1.1g

27.   Jugo de Pimiento y Apio

Ingredientes:

1 pimiento rojo grande, en trozos

1 tallo de apio mediano, en trozos

1 taza de guisantes verdes

1 taza de espinaca fresca, en trozos

¼ cucharadita de sal

¼ cucharadita de pimienta roja, molida

Preparación:

Lavar el pimiento y cortarlo por la mitad. Remover las semillas y trozar. Dejar a un lado.

Lavar el tallo de apio y trozarlo. Dejar a un lado.

Lavar los guisantes verdes usando un colador. Ponerlos en un tazón y remojar en agua por 30 minutos.

Lavar la espinaca y colar. Romper con las manos y dejar a un lado.

Combinar el pimiento, apio, guisantes y espinaca en una juguera, y pulsar. Transferir a un vaso y añadir la sal y pimienta.

Servir inmediatamente.

Información nutricional por porción: Kcal: 160, Proteínas: 16.9g, Carbohidratos: 40.8g, Grasas: 2.1g

28.   Jugo de Albahaca y Lima

Ingredientes:

2 tazas de albahaca fresca, en trozos

1 lima entera, sin piel

1 taza de verdes de mostaza, en trozos

1 taza de verdes de remolacha, en trozos

1 pepino entero, en rodajas

Preparación:

Combinar la albahaca, verdes de mostaza y verdes de remolacha en un colador grande. Lavar bajo agua fría, trozar y remojar en agua tibia por 10 minutos.

Pelar la lima y cortarla por la mitad. Dejar a un lado.

Lavar el pepino y cortar en rodajas finas. Dejar a un lado.

Combinar la albahaca, lima, verdes de mostaza, verdes de remolacha y pepino en una juguera, y pulsar. Transferir a un vaso y refrigerar 20 minutos antes de servir.

Información nutricional por porción: Kcal: 67, Proteínas: 6.1g, Carbohidratos: 20.1g, Grasas: 0.9g

29.   Jugo de Verdes de Ensalada y Palta

Ingredientes:

2 tazas de verdes de ensalada, en trozos

1 taza de palta, en cubos

1 taza de remolachas, en trozos

1 taza de berro, en trozos

¼ cucharadita de vinagre balsámico

¼ cucharadita de sal

Preparación:

Lavar los verdes de ensalada bajo agua fría. Ponerlos en un tazón y añadir 2 tazas de agua hirviendo. Dejar remojar 10 minutos. Colar y dejar a un lado.

Pelar la palta y cortarla por la mitad. Remover el carozo y cortar en cubos pequeños. Rellenar un vaso medidor y reservar el resto en la nevera. Dejar a un lado.

Lavar las remolachas y recortar las partes verdes. Pelar y trozar. Dejar a un lado.

Lavar el berro y romper con las manos. Dejar a un lado.

Combinar los verdes de ensalada, palta, remolachas y berro en una juguera. Pulsar y transferir a un vaso. Añadir el vinagre y sal para más sabor.

Refrigerar 10 minutos antes de servir.

Información nutricional por porción: Kcal: 258, Proteínas: 8.2g, Carbohidratos: 30.2g, Grasas: 22.7g

30.   Jugo de Espárragos y Limón

Ingredientes:

2 tazas de espárragos, en trozos

1 limón entero, sin piel

1 taza de pepino, en rodajas

1 taza de perejil fresco, en trozos

Preparación:

Lavar los espárragos y recortar las puntas. Trozar y dejar a un lado.

Pelar el limón y cortarlo por la mitad. Dejar a un lado.

Lavar el pepino y cortarlo en rodajas finas. Rellenar un vaso medidor y reservar el resto.

Lavar el perejil bajo agua fría y colar. Romper con las manos y dejar a un lado.

Combinar los espárragos, limón, pepino y perejil en una juguera, y pulsar. Transferir a un vaso y refrigerar 15 minutos antes de servir.

Información nutricional por porción: Kcal: 64, Proteínas: 8,6g, Carbohidratos: 21.5g, Grasas: 1.1g

31.   Jugo de Vainilla y Moras

Ingredientes:

1 taza de moras

¼ cucharadita de extracto de vainilla

1 taza de semillas de granada

5 frutillas grandes, en trozos

1 banana grande, sin piel

Preparación:

Poner las moras en un colador y lavar bajo agua fría. Sacudir para colar y dejar a un lado.

Cortar la granada y bajar hacia cada membrana blanca. Remover las semillas a un vaso medidor y dejar a un lado.

Lavar las frutillas y remover las hojas. Trozar y dejar a un lado.

Pelar la banana y trozarla. Dejar a un lado.

Combinar las moras, granada, frutillas, banana y extracto de vainilla en una juguera, y pulsar.

Transferir a un vaso y añadir hielo picado.

Servir inmediatamente.

Información nutricional por porción: Kcal: 249, Proteínas: 7.5g, Carbohidratos: 81.9g, Grasas: 3.2g

32. Jugo de Palta y Menta

Ingredientes:

1 taza de palta, en trozos

1 taza de menta fresca, en trozos

2 kiwis enteros, sin piel

3 ciruelas enteras, en trozos

1 onza de agua

Preparación:

Pelar la palta y cortarla por la mitad. Remover el carozo y trozar. Rellenar un vaso medidor y reservar el resto en la nevera. Dejar a un lado.

Lavar la menta bajo agua fría. Trozar y dejar a un lado.

Lavar los kiwis y cortarlos por la mitad. Dejar a un lado.

Lavar las ciruelas y cortarlas por la mitad. Remover los carozos y trozar. Dejar a un lado.

Combinar la palta, menta, kiwis y ciruelas en una juguera, y pulsar. Transferir a un vaso y añadir el agua.

Refrigerar 10 minutos antes de servir.

Información nutricional por porción: Kcal: 356, Proteínas: 6.9g, Carbohidratos: 59.4g, Grasas: 23.5g

33. Jugo de Espinaca e Hinojo

Ingredientes:

1 taza de espinaca fresca, en trozos

1 taza de hinojo, en rodajas

1 tallo de apio mediano, en trozos

1 alcachofa mediana, en trozos

Preparación:

Lavar la espinaca bajo agua fría. Colar y romper con las manos. Dejar a un lado.

Lavar el bulbo de hinojo y recortar las capas marchitas. Trozar y rellenar un vaso medidor. Reservar el resto.

Lavar el tallo de apio y trozar. Dejar a un lado.

Recortar las capas externas de la alcachofa. Lavar y trozar. Dejar a un lado.

Combinar la espinaca, hinojo, apio y alcachofa en una juguera, y pulsar. Transferir a un vaso y refrigerar 10 minutos antes de servir. Puede añadir sal.

Información nutricional por porción: Kcal: 80, Proteínas: 11.5g, Carbohidratos: 28.6g, Grasas: 1.3g

34. Jugo de Papaya y Mango

Ingredientes:

1 taza de papaya, en trozos

1 taza de mango, en trozos

1 damasco entero, en trozos

1 nudo de jengibre pequeño, sin piel

2 onzas de agua de coco

Preparación:

Pelar la papaya y trozarla. Rellenar un vaso medidor y reservar el resto en la nevera. Dejar a un lado.

Pelar el mango y trozar. Rellenar un vaso medidor y reservar el resto. Dejar a un lado.

Lavar el damasco y cortarlo por la mitad. Remover el carozo y trozar. Dejar a un lado.

Pelar el nudo de jengibre y dejar a un lado.

Combinar la papaya, mango, damasco y jengibre en una juguera, y pulsar. Transferir a un vaso y añadir el agua de coco.

Agregar hielo picado.

Información nutricional por porción: Kcal: 160, Proteínas: 1.2g, Carbohidratos: 45.3g, Grasas: 1.2g

35. Jugo de Ananá y Naranja

Ingredientes:

1 taza de trozos de ananá

1 naranja pequeña, sin piel

1 taza de moras

1 durazno pequeño, sin carozo

¼ cucharadita de extracto de vainilla

Preparación:

Cortar la parte superior del ananá y pelar. Trozar y rellenar un vaso medidor. Reservar el resto en la nevera.

Pelar la naranja y dividir en gajos. Dejar a un lado.

Poner las moras en un colador y lavar bajo agua fría. Dejar a un lado.

Lavar el durazno y cortarlo por la mitad. Remover el carozo y trozar. Dejar a un lado.

Combinar el ananá, naranja, moras y durazno en una juguera, y pulsar.

Transferir a un vaso y añadir el extracto de vainilla. Agregar algunos cubos de hielo y servir inmediatamente.

Información nutricional por porción: Kcal: 184, Proteínas: 5g, Carbohidratos: 59.2g, Grasas: 1.3g

36. Jugo de Zanahoria y Calabacín

Ingredientes:

1 zanahoria grande, en rodajas

1 calabacín pequeño, en trozos

1 manzana verde pequeña, sin centro

1 limón entero, sin piel

¼ cucharadita de jengibre, molido

Preparación:

Lavar y pelar la zanahoria. Cortar en rodajas finas y dejar a un lado.

Pelar el calabacín y cortar en rodajas finas. Dejar a un lado.

Lavar la manzana y cortarla por la mitad. Remover el centro y trozar. Dejar a un lado.

Pelar el limón y cortarlo por la mitad. Dejar a un lado.

Combinar la zanahoria, calabacín, manzana y limón en una juguera. Pulsar, transferir a un vaso y añadir el jengibre.

Agregar hielo y servir.

Información nutricional por porción: Kcal: 116, Proteínas: 3.4g, Carbohidratos: 35.6g, Grasas: 0.9g

37.   Jugo de Mango y Albahaca

Ingredientes:

1 mango entero, en trozos

1 taza de albahaca, en trozos

4 frutillas medianas, en trozos

1 kiwi entero, sin piel

Preparación:

Pelar el mango y trozar. Dejar a un lado.

Lavar la albahaca bajo agua fría y colar. Romper con las manos y dejar a un lado.

Lavar las frutillas y remover las hojas. Trozar y dejar a un lado.

Pelar el kiwi y cortarlo por la mitad. Dejar a un lado.

Combinar el mango, albahaca, frutillas y kiwi en una juguera, y pulsar. Transferir a un vaso y añadir hielo antes de servir.

Información nutricional por porción: Kcal: 230, Proteínas: 4.6g, Carbohidratos: 64.7g, Grasas: 1.9g

38.   Jugo de Manzana y Té Verde

Ingredientes:

1 manzana Granny Smith mediana, sin centro

1 taza de menta fresca, en trozos

1 limón entero, sin piel

1 tallo de apio mediano

1 cucharadita de té verde

1 cucharada de miel líquida

Preparación:

Lavar la manzana y cortarla por la mitad. Remover el centro y trozar. Dejar a un lado.

Lavar la menta bajo agua fría. Romper con las manos y dejar a un lado.

Pelar el limón y cortarlo por la mitad. Cortar en cuartos y dejar a un lado.

Poner el té verde en un tazón pequeño. Añadir 2 cucharadas de agua caliente y dejar reposar por 5 minutos.

Lavar el tallo de apio y trozarlo. Dejar a un lado.

Combinar la manzana, menta, limón, apio y té verde en una juguera, y pulsar. Transferir a un vaso y añadir la miel.

Refrigerar 20 minutos antes de servir.

Información nutricional por porción: Kcal: 163, Proteínas: 2.6g, Carbohidratos: 43.1g, Grasas: 0.8g

39.   Jugo de Arándanos Agrios y Naranja

Ingredientes:

1 taza de arándanos agrios

1 naranja grande, sin piel

1 kiwi entero, sin piel

2 ciruelas enteras, sin carozo

¼ cucharadita de canela, molida

Preparación:

Poner los arándanos agrios en un colador. Lavar bajo agua fría y colar. Dejar a un lado.

Pelar la naranja y dividirla en gajos. Cortar cada gajo por la mitad y dejar a un lado.

Pelar el kiwi y cortarlo por la mitad. Dejar a un lado.

Lavar las ciruelas y cortarlas por la mitad. Remover los carozos y trozar. Dejar a un lado.

Combinar los arándanos agrios, naranja, kiwi y ciruelas en una juguera, y pulsar. Transferir a un vaso y añadir la canela

Agregar hielo y servir inmediatamente.

Información nutricional por porción: Kcal: 182, Proteínas: 3.8g, Carbohidratos: 59.1g, Grasas: 1.1g

40. Jugo de Pimiento y Col Rizada

Ingredientes:

1 pimiento rojo mediano, en trozos

1 taza de col rizada fresca, en trozos

1 taza de espinaca fresca, en trozos

1 rábano grande, en rodajas

1 taza de pepino, en rodajas

1 onza de agua

Preparación:

Lavar el pimiento y cortarlo por la mitad. Remover las semillas y trozar. Dejar a un lado.

Combinar la col rizada y espinaca en un colador. Lavar bajo agua fría y colar. Romper con las manos y dejar a un lado.

Lavar el rábano y recortar las partes verdes. Cortar en rodajas finas y dejar a un lado.

Lavar el pepino y cortarlo en rodajas finas. Rellenar un vaso medidor y reservar el resto.

Combinar el pimiento, col rizada, espinaca, rábano y pepino en una juguera, y pulsar.

Transferir a un vaso y añadir el agua. Refrigerar 10 minutos antes de servir.

Información nutricional por porción: Kcal: 86, Proteínas: 10.5g, Carbohidratos: 22.8g, Grasas: 1.9g

41.   Jugo de Durazno y Ananá

Ingredientes:

1 durazno mediano, en trozos

1 taza de ananá, en trozos

1 calabacín pequeño, en trozos pequeños

¼ cucharadita de jengibre, molido

2 cucharada de agua de coco

Preparación:

Lavar el durazno y cortarlo por la mitad. Remover el carozo y trozar. Dejar a un lado.

Cortar la parte superior del ananá. Pelarlo y cortar en rodajas finas. Rellenar un vaso medidor y reservar el resto.

Lavar el calabacín y trozarlo. Dejar a un lado.

Combinar el durazno, ananá y calabacín en una juguera, y pulsar. Transferir a un vaso y añadir el jengibre y agua de coco.

Refrigerar 10 minutos antes de servir.

Información nutricional por porción: Kcal: 141, Proteínas: 3.7g, Carbohidratos: 41.6g, Grasas: 0.9g

42. Jugo de Mango y Frutilla

Ingredientes:

1 taza de mango, en trozos

½ taza de frutillas, en trozos pequeños

1 manzana pequeña, sin centro

2 cerezas enteras, sin carozo

1 cucharadita de menta seca, molida

Preparación:

Pelar el mango y trozar. Dejar a un lado.

Lavar las frutillas y remover el centro. Trozar y dejar a un lado.

Lavar la manzana y cortarla por la mitad. Remover el centro y trozar. Dejar a un lado.

Lavar las cerezas y cortarlas por la mitad. Remover los carozos y dejar a un lado.

Poner la menta en un tazón pequeño y añadir 2 cucharadas de agua caliente. Dejar remojar por 5 minutos.

Combinar el mango, frutillas, manzana, cerezas y menta en una juguera, y pulsar. Transferir a un vaso y refrigerar 15 minutos antes de servir.

Información nutricional por porción: Kcal: 185, Proteínas: 2.8g, Carbohidratos: 53.8g, Grasas: 1.1g

43.   Jugo de Granada y Remolacha

Ingredientes:

2 tazas de semillas de granada

1 taza de remolachas, en rodajas

1 taza de berro, en trozos

1 taza de albahaca fresca, en trozos

¼ cucharadita de jengibre, molido

Preparación:

Para dos tazas de semillas de granada, necesitará 2 granadas medianas. Cortar la parte superior y bajar hacia cada membrana blanca. Remover las semillas a un vaso medidor y dejar a un lado.

Lavar las remolachas y recortar las puntas verdes. Trozar y rellenar un vaso medidor. Reservar el resto.

Combinar el berro y albahaca en un colador. Lavar bajo agua fría, colar y trozar. Dejar a un lado.

Combinar las semillas de granada, remolachas, berro y albahaca en una juguera, y pulsar. Transferir a un vaso y añadir el jengibre.

Refrigerar 10 minutos antes de servir.

Información nutricional por porción: Kcal: 166, Proteínas: 6.6g, Carbohidratos: 46.6g, Grasas: 2.5g

44.   Jugo de Melón y Chirivías

Ingredientes:

1 gajo grande de melón dulce

1 taza de chirivías, en rodajas

1 zanahoria mediana, en rodajas

1 taza de pepino, en rodajas

¼ cucharadita de jengibre, molido

Preparación:

Cortar un gajo grande de melón y pelarlo. Remover las semillas y trozar. Reservar el resto en la nevera.

Lavar y pelar las chirivías. Cortarlas en rodajas finas y rellenar un vaso medidor. Reservar el resto. Dejar a un lado.

Lavar y pelar la zanahoria. Cortar en rodajas finas y dejar a un lado.

Lavar el pepino y cortarlo en rodajas finas. Rellenar un vaso medidor y reservar el resto.

Combinar el melón, chirivías, zanahoria y pepino en una juguera, y pulsar. Transferir a un vaso y añadir el jengibre. Refrigerar 10 minutos antes de servir.

Información nutricional por porción: Kcal: 152, Proteínas: 3.4g, Carbohidratos: 46.2g, Grasas: 0.9g

OTROS TITULOS DE ESTE AUTOR

70 Recetas De Comidas Efectivas Para Prevenir Y Resolver Sus Problemas De Sobrepeso: Queme Calorías Rápido Usando Dietas Apropiadas y Nutrición Inteligente

Por

Joe Correa CSN

48 Recetas De Comidas Para Eliminar El Acné: ¡El Camino Rápido y Natural Para Reparar Sus Problemas de Acné En 10 Días O Menos!

Por

Joe Correa CSN

41 Recetas De Comidas Para Prevenir el Alzheimer: ¡Reduzca El Riesgo de Contraer La Enfermedad de Alzheimer De Forma Natural!

Por

Joe Correa CSN

70 Recetas De Comidas Efectivas Para El Cáncer De Mama: Prevenga Y Combata El Cáncer De Mama Con una Nutrición Inteligente y Alimentos Poderosos

Por

Joe Correa CSN

www.ingramcontent.com/pod-product-compliance
Lightning Source LLC
Chambersburg PA
CBHW030259030426
42336CB00009B/449